UNE

ÉPIDÉMIE DE ROUGEOLE A CLANS

(ALPES-MARITIMES)

CONSIDÉRATIONS SUR LA CONTAGION,

LES COMPLICATIONS INTESTINALES ET LA PROPHYLAXIE

DE LA ROUGEOLE

PAR

M. le Dr Pierre MAURIN

MONTPELLIER

TYPOGRAPHIE ET LITHOGRAPHIE CHARLES BOEHM

ÉDITEUR, DU NOUVEAU MONTPELLIER MÉDICAL

1896

UNE

ÉPIDÉMIE DE ROUGEOLE A CLANS

(ALPES-MARITIMES)

CONSIDÉRATIONS SUR LA CONTAGION,

LES COMPLICATIONS INTESTINALES ET LA PROPHYLAXIE

DE LA ROUGEOLE

PAR

M. le Dr Pierre MAURIN

MONTPELLIER

TYPOGRAPHIE ET LITHOGRAPHIE CHARLES BOEHM

ÉDITEUR DU NOUVEAU MONTPELLIER MÉDICAL

1896

A MES PARENTS

A LA MÉMOIRE

de M. l'Abbé MASSIGLIA, mon Oncle

PIERRE MAURIN.

A MON PRÉSIDENT DE THÈSE

Monsieur le Professeur CARRIEU

A MES MAITRES

DE LA FACULTÉ DE MÉDECINE DE MONTPELLIER

A MES AMIS

PIERRE MAURIN.

INTRODUCTION

Tout le monde sait combien est grande la mortalité des enfants du premier âge. L'attention a été, depuis longtemps, attirée sur cette question, et l'Académie de médecine a consacré de nombreuses séances à son étude et aux remèdes utiles à la prévenir. Aussi bien ne saurait-on trop en France plus qu'ailleurs, où de tous les côtés on signale la dépopulation, s'efforcer d'en abaisser le taux.

Les causes de cette mortalité sont nombreuses, mais on ne saurait nier que, parmi elles, les maladies contagieuses épidémiques telles que la rougeole n'occupent une place très importante.

A Paris, la mortalité moyenne due à la rougeole est de 16 par semaine ; aux mois de juillet et d'août de la dernière année, elle oscillait entre les chiffres 17, 24, 28 et 41 dans le même laps de temps.

Guidé par l'intérêt éminemment pratique qui s'attache à la question, nous avons cru bien faire de soumettre comme sujet de notre thèse inaugurale, quelques considérations sur la contagion et les complications relatives à la rougeole, que nous avons eu l'occasion de suivre dans son évolution épidémique, en l'année 1893.

Dans un dernier chapitre nous consacrerons quelques pages

à la prophylaxie à conseiller, lorsque la rougeole s'attaque à la population de la campagne.

Non moins aussi nous avons été poussé à l'étude de cette question, par la gravité avec laquelle cette maladie a sévi sur une partie de notre jeune population ; puisque l'agent pathogène de la rougeole a forcé, cette année-là, le chiffre de la mortalité jusqu'à 43.

Le chiffre moyen de la mortalité annuelle dans ce village a été de 23 durant les quatre dernières années, si nous ne comptons pas l'année 1893.

Plus grande encore est l'importance du sujet si nous ajoutons aux cas victimes, aux vaincus précoces par la rougeole, à la statistique des décès constatés à Clans, ceux qui ont payé tribut à cette maladie dans les communes de Bairols et de Gattières, où la rougeole s'est introduite en recrutant les germes ou les agents pathogènes, au même foyer que Clans.

Cette affection a fait à Bairols, d'après les renseignements que nous avons pu recueillir, 6 à 7 victimes, en moins d'un mois ; notons en passant que cette commune n'a que 250 habitants environ. A Gattières il n'y aurait eu que 3 décès.

La facilité qui nous est offerte à la campagne pour l'étude des moyens qu'une maladie contagieuse épidémique emploie pour s'étendre, nous a aussi poussé à faire cette relation.

Nous avons simplement dans ce travail, en apportant nos observations, le désir de montrer avec quelles réserves il faut accueillir les conclusions qui donnent seulement à la période d'invasion et aux premiers jours qui la suivent, le pouvoir de contagionner, et de montrer la conduite à tenir, l'hygiène à poursuivre, les moyens, en un mot, grâce auxquels on pourra, à la campagne, éviter beaucoup de désastres et sauver d'une mort prématurée des enfants qui, au premier âge, luttent difficilement contre la rougeole, se montrant dans certaines circonstances sans qu'on ait pu, jusqu'ici, en déterminer la cause avec une gravité exceptionnelle.

Nous croyons utile de diviser notre sujet en quatre chapitres : dans le premier, nous ferons tout d'abord la topographie de Clans ; l'exposé des maladies des épidémies auxquelles sa population a été soumise, depuis un certain nombre d'années. Nous donnerons à ce chapitre nos observations résumées qui concernent notre épidémie de rougeole, et nous noterons aussi les familles qui n'ont pas été contaminées. La nomenclature des enfants qui sont restés indemnes nous paraît excessivement importante. C'est elle qui nous permettra de donner l'enseignement pratique, les conseils en un mot à suivre, si du moins elle ne peut nous servir à appuyer nos convictions et nos conclusions pour ce qui a trait à ce que nous dirons sur la contagion.

Au chapitre II, nous exposerons nos réflexions sur la contagion, question discutée et passée à l'étude plusieurs fois devant des sociétés savantes, telles que la société de médecine, étude qui ne nous paraît pas encore résolue d'une façon définitive.

Dans le chapitre III, nous traiterons des complications qui donnaient à la maladie son caractère de gravité particulière.

Dans le chapitre IV, nous donnerons les moyens que nous croyons utiles pour empêcher la propagation de la maladie, et si nous sommes judicieux dans nos considérations, nous essayerons de démontrer qu'en congédiant les élèves de nos écoles pour une certaine période, on pourra empêcher un assez grand nombre d'enfants de prendre la rougeole. Mais, avant d'aborder cet exposé, qu'il nous soit permis de dire combien nous sommes heureux de l'occasion qui se présente pour remercier publiquement tous ceux qui n'ont cessé de nous témoigner leur plus grande sympathie, soit dans l'exercice de nos études, soit en dehors de nos chères écoles.

Que tous nos maîtres dans la Faculté de Montpellier et en particulier M. le professeur Carrieu qui a bien voulu accepter la présidence de notre thèse, les professeurs Combalat, Nepveu, Fallot, Laget et Villard, de Marseille, reçoivent ici l'expression de notre plus vive reconnaissance.

Nous devons aussi adresser nos remerciements à M. le Dr Ciaudo pour les conseils qu'il nous a donnés, avant même que nous fussions étudiant, en nous engageant à faire nos études médicales.

UNE

ÉPIDÉMIE DE ROUGEOLE A CLANS

(ALPES-MARITIMES)

CONSIDÉRATIONS SUR LA CONTAGION
LES COMPLICATIONS INTESTINALES ET LA PROPHYLAXIE
DE LA ROUGEOLE

CHAPITRE PREMIER.

§ 1. — Topographie et état sanitaire de Clans

Clans est une commune du département des Alpes-Maritimes, située sur la partie la plus élevée d'une colline qui se détache de la chaîne des Alpes, bordant à l'est la vallée de la Tinée, affluent du Var.

Son altitude est de 650 mèt., au-dessus du niveau de la mer.

Le chiffre officiel de la population est de 731 habitants.

La population vit agglomérée ; c'est à peine si une quinzaine de personnes sont domiciliées au Pont de Clans, qui se trouve au pied de cette même colline, au fond de la vallée à 350 mèt. d'altitude, au-dessus du niveau de la mer, et à 6 kilom. du village.

Un chemin d'intérêt commun descend en serpentant la côte et aboutit au Pont de Clans, sur la route Nationale, N° 205. Par ce moyen les habitants peuvent se mettre en communication avec les communes situées dans la partie la plus reculée de la vallée de la Tinée et avec Nice, dont ils se trouvent séparés par une distance de 46 kilom.

Les maisons sont bâties en partie sur la crête, et le plus grand nombre s'étendent sur la partie supérieure du versant Sud de la colline. Cette situation rend les habitations bien aérées, permet aux rayons du soleil de pénétrer dans presque tous les appartements et facilite le libre écoulement des eaux pluviales et ménagères. Pour empêcher, aussi, les filtrations de ces dernières, les rues sont pavées et le village se trouve toujours sur un sol sec.

Les deux versants de cette colline sont exposés l'un au Nord, l'autre au Sud, cultivés et boisés ; la presque totalité de ces terrains est arrosée, ce qui rend la végétation très active en été, végétation qui ne doit pas contribuer pour peu à la purification de l'air.

La température suit avec un écartement de 2 degrés les oscillations de la courbe thermique observée à Nice.

Cependant avec un climat et une situation présentant les meilleures conditions extérieures d'hygiène, la maladie ne semble pas faire moins de victimes qu'ailleurs, et le chiffre de la mortalité moyenne annuelle, 23 sur une population de 731 habitants, nous paraît encore trop élevé pour une population rurale.

L'hospitalité aux maladies contagieuses a toujours été accordée toutes les fois que l'occasion s'est présentée, et l'allure épidémique ne semble pas rencontrer d'obstacles. Ainsi, l'histoire rapporte qu'en 1347 la population de ce village, plus dense alors qu'à présent, fut fortement décimée par la peste, et Jeanne d'Anjou, pour réparer le grand désastre, empêcher l'émigration, faciliter la centralisation, accorda aux habitants tous les privilèges qui pouvaient donner de l'essor à leur commerce et à l'agriculture et y établit des entrepôts de sel où devaient venir s'approvisionner les communes environnantes.

Il y a environ quarante ans, les cas de fièvre intermittente étaient très nombreux. La maladie était contractée à Saint-Martin du Var, lorsqu'une nécessité quelconque forçait ces habitants à se déplacer, à entreprendre un voyage dans la direction de Nice. En ce point, distant de Clans de 26 kilom., la vallée du Var s'élargit tout d'un coup et la rivière qui lui donne son nom avait alors jusqu'à son embouchure plus d'un kilomètre et demi de largeur. Cette surface certainement trop grande pour un cours d'eau si peu important, jointe à sa déclivité très peu accentuée, rendait les eaux stagnantes et la vallée malsaine.

Depuis que les travaux exécutés pour la construction de la route Nationale N° 205, ont obligé les eaux de cette rivière à marcher plus unies, la partie marécageuse a été cultivée et la fièvre paludéenne n'a plus envoyé à Clans des représentants.

En 1875, une épidémie de variole vint atteindre, éprouver cette population, et on nota environ 15 à 18, décès dus à cette maladie. Le chiffre de la mortalité fut encore forcé, cette année là, au nombre de 43.

Si donc nous devions établir un parallèle de gravité entre la rougeole et la variole, en ne tenant compte que des renseignements pris à Clans, durant les deux épidémies constatées, l'une en 1875 et l'autre en 1893, nous serions hésitant pour dire quelle est celle des deux maladies qui serait la plus à craindre ; puisque toutes les deux ont contribué pour une part à peu près égale, successivement en 1875 et 1893, à porter les inscriptions sur le registre de l'état-civil au nombre de 43. La variole, d'après le rapport qui en a été fait, fut importée d'une commune de l'arrondissement de Grasse, où elle exerçait son influence avec une allure épidémique.

Depuis cette époque on n'en a signalé aucun cas.

Au mois de mai de l'année 1882, la rougeole, maladie qui nous occupe, vint rendre visite à ce village, et, cette année-là, la majorité de la population fut atteinte. Les personnes qui avaient moins de 25 ans furent presque toutes contaminées, d'après les renseignements que nous avons pu recueillir auprès de chacune d'elles.

L'épidémie de 1893 est venue nous confirmer, justifier les aveux qui nous ont été faits, et nous voyons, en effet, dans les familles, dans toutes celles où la rougeole entre, respecter ceux qui ont plus de 13 ans. Notons, en passant, qu'elle a été très bénigne ; puisque nous trouvons que le registre des décès ne donne que le chiffre 29, pour toute l'année ; et encore la rougeole ne paraît responsable que de trois décès tout au plus, si nous mettons pour son compte les trois enfants qui sont enregistrés au mois de juillet, époque durant laquelle elle faisait sa tournée dans un milieu que depuis longtemps elle n'avait plus visité.

La fièvre typhoïde semble y être endémique, et toutes les années nous avons occasion d'en noter 6 à 7 cas. Comme partout ailleurs, elle choisit son époque, et la fin septembre et le mois d'octobre lui semblent la saison la plus favorable. Nous n'avons jamais recueilli d'observations à d'autres dates. Nous n'avons pas voulu, au commencement de ce chapitre, parler de la question des eaux potables, parce que nous avons pensé qu'elle trouvait mieux sa place ici à côté de la fièvre typhoïde. Ces eaux, disons-le tout de suite, nous paraissent très défectueuses. Les fontaines sont alimentées par l'eau d'un canal dont le point de départ se trouve dans un vallon, ayant son origine aux pieds des grandes montagnes comprises sur le territoire de la commune et son embouchure dans la Tinée, au pont de Clans. Les eaux de ce canal sont abondantes, elles servent à l'arrosage de la plus grande partie des terrains cultivés et viennent à découvert sur 5 kilom. de longueur, et presque sur une aussi grande étendue dans le vallon.

Dans le pays, on procède à l'élevage des bestiaux, cet élevage constitue leur principal revenu. En été, des troupeaux de bœufs, de vaches et de moutons paissent, restent jour et nuit sur les hauteurs des montagnes, déposent sur la surface de ce sol le produit de leurs déjections. Malheureusement, ce fumier n'est pas donné pour réparer ce que le sol a perdu, et servir d'engrais à un terrain dénudé, il n'attend que les premières pluies pour être conduit dans le grand vallon collecteur. Or, ces dernières viennent d'ordinaire en automne, inutile de dire pourquoi, et en entraînant ces matières organiques elles doivent nécessairement corrompre, souiller les eaux que les habitants puisent aux fontaines publiques. Elles nous semblent donc, à cette époque de l'année, moins qu'en toute autre saison, remplir les conditions nécessaires pour être utilisées et livrées à l'alimentation.

Ainsi, se trouveraient justifiées les paroles du savant hygiéniste français Brouardel, qui disait dans une communication du 19 septembre 1894, à l'Académie de médecine : « *Et une ville paie au choléra et à la fièvre typhoïde le tribut que lui impose son eau d'alimentation.* »

Nous croyons voir là la raison favorisant, d'une manière invariable, la fièvre typhoïde à la fin de septembre et au mois d'octobre.

La théorie de Petenkoffer ne saurait, à Clans, prendre place pour expliquer un moyen de transmission du germe typhique, parce que, comme nous l'avons déjà dit, la déclivité du terrain sur lequel le village est construit rend impossible toute élévation de la nappe d'eau souterraine; du reste, aucun puits n'est creusé pour collecter des eaux pour un usage domestique quelconque, et celles qui sont livrées à l'alimentation viennent du canal dont nous venons de parler, qui se trouve à 40 mèt. d'altitude plus haut que Clans, et sont conduites à partir de ce point dans des tuyaux en fonte, par conséquent imperméables, et distribuées par ce moyen à toutes les fontaines.

Le contage direct, nous n'avons jamais pu l'invoquer aussi, puisque les observations ont été prises sur des personnes qui n'avaient entre elles aucun rapport.

Telle est rapidement décrite la topographie de ce village et telles ont été les maladies épidémiques auxquelles il a été soumis. Nous retiendrons simplement ce fait important, en exceptant la fièvre typhoïde, que les agents des fièvres éruptives y ont toujours été importés.

L'état sanitaire nous paraissait excellent, au mois de mai de l'année 1893, lorsqu'une famille vint de Nice habiter le quartier du pont de Clans, dont nous avons relaté plus haut la situation, et importa avec elle l'agent pathogène de la fièvre morbilleuse.

Ce quartier a été le foyer bien net de contagion et de propagation de la maladie ; l'épidémie rentre en lice et chacun peut se rendre compte de l'allure qu'elle prend en lisant les observations que nous donnons résumées dans les pages qui suivent.

---

§ 2. — Observations des Familles contaminées.

PREMIÈRE OBSERVATION (Résumée)[1].

F..., Louis arrive de Nice, et vient habiter le quartier du Pont de Clans, le 5 mai 1893, avec sa femme et ses enfants, qui sont âgés l'aîné de 10 ans, le second de 8 ans, le troisième a 6 ans, et le quatrième est âgé de 5 ans, le cinquième de 2 ans.

Quatre jours après leur arrivée, c'est-à dire le 9 mai, le troisième, âgé de 5 ans, présente éruption rubéolique, et sa sœur âgée de 2 ans a éruption le 11 du même mois. La guérison est rapide ; ils sortent à partir du 15 mai.

Les trois enfants aînés n'ont pas eu la rougeole, parce qu'ils ont acquis l'immunité, à Nice, durant les années précédentes.

[1] Chaque observation correspond à une famille contaminée.

OBSERVATION II (Résumée).

Mme Audol, âgée de 25 ans, habite le quartier du Pont de Clans, est contagionnée pendant que les derniers malades étaient à la période d'efflorescence. L'éruption se montre chez elle le 26 du même mois. La guérison se fait vite, sans complications.

OBSERVATION III (Résumée).

R... Félix a deux enfants, âgés de moins de 10 ans. Ange est âgé de 7 ans et sa sœur de 5 ans, habitent aussi le quartier du Pont de Clans. Contagion probable pendant que les malades de la première observation étaient au commencement de la convalescence ou à la fin de la période éruptive. Le début de l'éruption se montre chez tous les deux le 30 mai. Guérissent vite.

OBSERVATION IV.

Le 18 du même mois, F... Joseph, frère du père des premiers enfants malades, venus de Nice, vient au Pont de Clans et amène sa fille âgée de 18 mois avec lui. Celle-ci reste une heure en contact avec ses cousins convalescents et remonte dans la soirée avec son père au village. Vers la fin mai, présente symptômes catarrhaux, et l'éruption se fait le 1er juin.

Durant la période éruptive, cette malade tousse et ses yeux sont fortement congestionnés. Du côté du tube digestif nous avons noté une constipation opiniâtre.

Cet exemple est des plus probants : la contagion à la période de desquamation peut donc se faire.

Cette fille contagionne à son tour son oncle et sa cousine, qui habitent la même maison et un garçon âgé de 8 ans qui demeure dans une maison, située en face de celle habitée par ces derniers et à quelques mètres seulement de distance:

OBSERVATION V.

F... Eugène, âgé de 30 ans, oncle de la petite fille âgée de 18 mois, qui est allée au Pont de Clans le 17 mai, est atteint de rougeole. Eruption rubéolique se montre chez lui le 13 juin. Reste couché pendant huit jours pour congestion pulmonaire, survenue au cours de la rougeole.

OBSERVATION VI.

F... Marthe, âgée de 1 an. A éruption le 18 juin. Morte le 20 du même mois. (Voir détails de cette observation au chapitre des complications intestinales). Observation I, chap. III.

OBSERVATION VII.

L... Ange a symptômes du début 12 juin et éruption le 14, très peu grave ; reste seulement deux jours couché ; continue ensuite à sortir et à fréquenter l'école.

C'est ce malade qui a permis par ses nombreux contacts la propagation de la maladie. La rougeole tout d'abord attaque les enfants que fréquente L... Ange.

Celui-ci ne semble avoir communiqué la maladie qu'à la période d'invasion et de convalescence. Il nous devient dès à présent impossible de déterminer quel est l'enfant qui a contaminé l'autre. Nous ferons toutefois remarquer que ce sont les enfants de l'école des garçons, qui sont les premiers contaminés, et ceux-ci ont transporté les germes de la maladie dans leur foyer ; et la rougeole une fois introduite dans une maison attaque d'abord l'enfant dont l'âge se rapproche le plus de celui qui a été premier contaminé. Les enfants de l'école, où ne sont admis que ceux qui ont moins de 8 ans, n'ont la maladie que vers la fin juillet et commencement août. Il faut excepter cependant ceux qui ont des frères admis à l'école des garçons âgés de 8 à 13 ans; l'éruption s'est montrée chez ceux-là à un jour ou deux d'intervalle de l'éruption apparue chez leurs frères aînés. Lorsque dans une famille il y avait un nourrisson, la maladie se déclarait sur celui-ci en dernier lieu, et elle était alors souvnet mortelle.

OBSERVATION VIII (Résumée).

	Age	Début éruption	
S. P....	9 ans.	25 juin......	Les deux premiers allaient
S. E...	13 —	27 —	à l'école.
S. M...	3 —	28 —	Guérissent tous sans com-
S. C...	6 —	28 —	plications.

OBSERVATION IX (Résumée).

L. A...	9 ans.	27 juin......	Guérissent sans compli-
L. E...	4 —	29 —	cations.
L. M...	2 —	29 —	

OBSERVATION X (Résumée).

A. A...	8 ans.	5 juillet....	Guérison rapide.
I. B...	4 —	6 —	—
I. P...	1 —	18 —	Décédée 19 juillet. Entérite (obs. II, chap. III).

OBSERVATION XI (Résumée).

A. E...	9 ans.	13 juillet....	Guérison rapide.
A. Y...	5 —	14 —	—

OBSERVATION XII (Résumée).

I. G...	3 ans.	15 juillet....	Décédés 22 juillet. Entérite
V. L...	2 —	16 —	(obs. III et IV, chap. III).

	Age	Début éruption	
I. U...	12 ans.	22 juillet....	Guéris sans complications.
I. J....	9 —	25 —	—
I. L...	5 —	25 —	—

OBSERVATION XIII (Résumée).

E. S...	12 ans.	15 juillet	Guérison rapide.
E. A...	8 —	16 —	—

OBSERVATION XIV (Résumée).

D. P...	11 ans.	16 juillet	Guérison rapide.
S. L...	37 —	22 —	—

OBSERVATION XV (Résumée).

F. H...	10 ans.	16 juillet	Cohabitation avec son frère
F. P...	3 —	16 —	Guérison rapide.

OBSERVATION XVI (Résumée).

R. J....	11 ans.	14 juillet	Guérison rapide.

OBSERVATION XVII (Résumée).

P. E...	11 ans.	16 juillet ....
P. M...	8 —	18 — .....
P. M...	2 —	27 — .....

OBSERVATION XVIII (Résumée).

R. C...	13 ans.	15 juillet ....
R. C...	8 —	20 — .....

OBSERVATION XIX (Résumée).

	Age	Début éruption	
I. J....	8 ans.	18 juillet....	Guérissent tous sans complications.
I. P...	18 —	19 —	
I. P...	16 —	22 —	
I. L...	6 —	22 —	

OBSERVATION XX (Résumée).

V. J. ..	12 ans.	17 juillet	Guérison rapide.
V. M...	9 —	18 —	—
V. E...	5 —	19 —	—

OBSERVATION XXI (Résumée).

D. L. ..	10 ans.	16 juillet	Guérison rapide.
D. A...	5 —	20 —	—

OBSERVATION XXII (Résumée).

M. J. ..	10 ans.	17 juillet	Guérissent tous sans complications.
M. B...	14 —	18 —	
M. P...	16 —	18 —	—

OBSERVATION XXIII (Résumée).

L. J....	14 ans.	18 juillet	Guérison rapide.
L. M...	12 —	19 —	—

OBSERVATION XXIV (Résumée).

R. A...	9 ans.	17 juillet	Guérison rapide.
R. E...	6 —	19 —	—

OBSERVATION XXV (Résumée).

R. E...	12 ans.	18 juillet	Guérison sans complications.
R. A...	5 —	20 —	

OBSERVATION XXVI (Résumée).

	Age	Début éruption	
D. F...	12 ans.	20 juillet	Guérison rapide.

OBSERVATION XXVII (Résumée).

A. E...	11 ans.	15 juillet	Guérison rapide.
A. E...	8 —	16 —	—
A. C...	6 —	16 —	—
A. P...	1 —	24 —	Décédé 25 juillet. Entérite (obs. V, chap. III).

OBSERVATION XXVIII (Résumée).

F. E...	10 ans.	16 juillet	
F. C...	6 —	17 —	
F. M...	1 —	25 —	Décédé 25 juillet. Entérite (obs. VI, chap. III).

OBSERVATION XXIX (Résumée).

M. R...	12 ans.	18 juillet	Guérison rapide.

OBSERVATION XXX (Résumée).

R. A...	12 ans.	18 juillet	
R. J....	7 —	20 —	

OBSERVATION XXXI (Résumée).

M. B...	8 ans.	16 juillet	Guérison rapide.
M. A...	6 —	18 —	Complications intest. Entérocolite chez les deux derniers (obs. chap. III).
M. M...	4 —	18 —	

OBSERVATION XXXII (Résumée).

	Age	Début éruption	
A. C...	13 ans.	16 juillet	Guérison rapide.
A. B...	5 —	17 —	Kérato-conjonctivite.

OBSERVATION XXXIII (Résumée).

R. P...	5 ans.	17 juillet	Guérison rapide.

OBSERVATION XXXIV (Résumée).

P. M...	5 ans.	17 juillet	Guérison sans complications.
P. R...	3 —	18 —	
P. A...	1 —	25 —	Décédée 26 juillet. Entérite (obs. VII, chap. III).

OBSERVATION XXXV (Résumée).

P. E...	7 ans.	20 juillet	Guérison rapide.

OBSERVATION XXXVI (Résumée).

B. P...	37 ans.	20 juillet	Congestion pulmonaire.
B. M...	4 —	18 —	Guérison rapide.

OBSERVATION XXXVII (Résumée).

G. Y...	8 mois.	22 juillet	Guérison rapide.

OBSERVATION XXXVIII (Résumée).

R. C...	10 ans.	19 juillet	Guérison sans complication.

OBSERVATION XXXIX (Résumée).

M. M...	10 ans.	19 juillet	Guérison rapide.

OBSERVATION XL (Résumée).

	Age	Début éruption	
C. R...	6 ans.	18 juillet....	Guérison rapide.
C A...	4 —	28 —	—

OBSERVATION XLI (Résumée).

C. E...	12 ans.	22 juillet....	Guérison sans complication.

OBSERVATION XLII (Résumée).

B. B. ..	9 ans.	22 juillet.....	Guérison rapide.
B......	1 —	28 —	Décédé. Entérite. (obs. VIII ,chap. III).

OBSERVATION XLIII (Résumée).

C. F....	7 ans.	25 juillet.....	Guérison rapide.
C. B....	10 —	25 —	—
C. E....	14 —	26 —	—

OBSERVATION XLIV (Résumée).

R. M...	4 ans.	28 juillet.....	Guérison rap. Contag. sa sœur à la période d'inv.
R. T....	2 —	10 août......	Décédée 12 août. Entérite (obs. IX, chap. III).

OBSERVATION XLV (Résumée).

R. E....	5 ans.	25 juillet.....	Guérison rapide.
R. C....	3 —	27 —	—
R. P....	10 —	27 —	Guérison sans complicat.
R. L...	1 —	10 août.....	Décédé 13 août. Entérite (obs. XI, chap. III).

OBSERVATION XLVI (Résumée).

	Age	Début éruption	
R. M.-A.	6 ans.	28 juillet.....	Guérison rapide.
G. M...	1 —	10 août......	Décédée 12 août (obs. X, chap. III).

OBSERVATION XLVII (Résumée).

S. M...	2 ans.	29 juillet.....	Guérison rapide.
S. J....	5 —	29 —	—

OBSERVATION XLVIII (Résumée).

R. M...	6 ans.	28 juillet.....	Guérison rapide.
R. J....	13 —	8 août......	Guérison sans complicat.

OBSERVATION XLIX (Résumée).

R......	2 ans.	5 août......	Guérison.

OBSERVATION L (Résumée).

M. J....	18 ans.	8 août......	Guérison rapide.

OBSERVATION LI (Résumée).

U. A...	13 ans.	2 août......	Guérison rapide.

OBSERVATION LII (Résumée).

P. A...	5 ans.	5 août......	Guérison rapide.

OBSERVATION LIII (Résumée).

G......	11 ans.	10 août......	Guérison sans complicat.

OBSERVATION LIV (Résumée).

	Age	Début éruption	
G. E...	5 ans.	11 août......	Guérison sans complicat.

OBSERVATION LV (Résumée).

I. M...	3 ans.	8 août......	Guérison rapide.
G. C....	15 mois.	17 —	Décédée 18 août. Entérite (obs. XII, chap. III).

OBSERVATION LVI (Résumée).

S. A....	3 ans.	17 août......	Décédé 18 août. Entérite. (obs. XIII, chap. III).

OBSERVATION LVII (Résumée).

S. C....	10 ans.	15 août......	Tous malades de l'obs. 57
S. C....	8 —	16 —	ont eu de l'entérocolite
S. C....	6 —	16 —	Voir obs. aux chap. des
S. A...	4 —	18 —	compl. intest. (ch. III).

OBSERVATION LVIII (Résumée).

M. F...	8 ans.	20 août......	Guérison rapide.
M. L...	6 —	21 —	—
M. M...	2 —	30 —	Décédé 21 sept. Entérite. (obs. XIV, chap. III).

OBSERVATION LIX (Résumée).

V. M...	10 ans.	22 août......	
V......	2 —	30 —	

OBSERVATION LX (Résumée).

B.....	1 an..	17 août......	Décédé 19 août. Entérite. (obs. XV, chap. III).

OBSERVATION LXI (Résumée).

	Age	Début éruption	
R. B....	8 ans.	4 septembre.	Guérison rapide.
R. L...	6 —	5 —	—
R. M...	2 —	16 —	Décédé 18 septembre. (obs. XVI, chap. III).

OBSERVATION LXII (Résumée).

D......	30 ans.	3 septembre.	Guérison rapide.
D. D...	2 —	13 —	—

OBSERVATION LXIII (Résumée).

M. P...	10 ans.	10 septembre.	Guérison rapide.
M. R...	7 —	12 —	—
M. M...	14 —	16 —	—

OBSERVATION LXIV (Résumée).

G. E....	4 ans.	29 septembre.	Guérison rapide.
G. E....	2 —	30 — ...	—

Les derniers cas ont été observés au quartier Nord-Est du village. La dernière observation prouve encore de la façon la plus évidente que la contagion à la période de convalescence peut encore avoir lieu.

Nous voyons que c'est cette période qui donne le premier cas qui rentre au village, et donne également naissance aux derniers cas qui saluent le départ de la rougeole.

Nous avons noté dans cette épidémie 129 cas de rougeole, parmi lesquels 16 ont succombé aux complications intestinales.

§ 3. — Observation des Familles dont les enfants n'ont pas eu la rougeole

I.

R. H..., n'a qu'un enfant âgé de 5 ans. Ne fréquente pas l'école. Reste indemne.

II.

M. J..., a 2 enfants qui sont âgés l'un de 4 et l'autre de 2 ans. On les amène à la campagne à partir du 20 juillet, jusqu'au mois de septembre. Ne sont pas contagionnés.

III.

B. J..., a 2 enfants âgés l'un de 3 ans, l'autre 1 an. Habitent une maison où il n'y a pas d'autres enfants. N'ont pas la maladie.

IV.

T. P..., a 4 enfants âgés de moins de 10 ans. Sont isolés à partir du 20 juillet. Restent à la campagne tant que la maladie reste dans leur quartier. N'ont pas eu la rougeole.

V.

T. A..., a 1 enfant âgé de 12 ans. Ne fréquente pas école. Habite la campagne tant qu'a duré l'épidémie. Reste indemne.

VI.

A. L..., a 3 enfants qui ont moins de 13 ans. Ceux-ci ne fréquentent plus l'école, à partir du commencement juin et habitent le plus souvent à la campagne à partir de ce moment pour échapper à la contagion. N'ont pas eu la maladie.

VII.

J..., a 2 enfants, qui sont âgés l'un de 4 ans, l'autre de 2 ans. Ne vont pas à l'école. Sont amenés à la campagne seulement dans la journée, traversent le village le soir et le matin. Ont échappé à la contagion. Il n'y a pas d'autres enfants dans la maison qu'ils habitent.

VII.

G. S..., a 2 enfants qui quittent l'école à la fin juin. Vont seulement à la campagne dans la journée. N'ont pas eu la maladie.

IX.

R. J..., a 2 filles âgées, de 10 ans l'ainée et de 8 ans la dernière. Quittent école fin juin. Sont amenées à la campagne lorsque la rougeole était dans leur quartier. Restent indemnes.

X.

R. L..,, a trois enfants qui sont âgés de moins de 12 ans. Ne vont pas à l'école. Ne sont pas contaminés.

XI.

H. L..., a 2 filles qui ont, l'aînée 4 ans, la deuxième 2 ans. Il n'y a pas d'autres enfants dans la maison qu'elles habitent. Restent indemnes.

XII.

V. V..., a 2 enfants âgés de 3 ans et 1 an. Restent indemnes.

XIII.

R. L..., a 4 enfants. Ont quitté l'école au commencement juillet. Habitent en dehors du village. N'ont pas la maladie.

XIV.

G. C..., a 2 enfants. Sont allés à l'école. N'ont pas été contaminés.

XV.

S. M..., a 1 enfant âgé de 12 ans qui n'a pas eu la maladie. Félix, était à la campagne lorsque ses sœurs étaient malades. A été maitenu éloigné du village. N'ont pas eu la rougeole.

XI.

B..., n'est plus allé à l'école à partir du 30 juin. Reste ndemne.

XVII.

M. M..., 3 ans, n'a pas été contagionnée parce qu'on ne la laissait pas en contact avec les enfants qui ont eu la maladie.

XVIII.

R..., habitait l'hôtel du Tournairet lorsque la maladie a atteint tous les enfants du propriétaire de l'hôtel. La mère de la petite R... quitte l'établissement pour 10 jours, à l'effet d'isoler son enfant. Revient au même hôtel après ce laps de temps. La petite R... reste indemne. Cette jeune fille n'a pas été contaminée parce qu'elle ne restait jamais en contact avec les enfants de la maison, pas plus qu'avec les autres enfants du village.

XIX.

T. J..., a 1 fille âgée de 8 mois. Seule enfant dans la famille. N'a pas été en contact avec des rubéoleux. Pas malade.

XX.

B. L..., a 1 enfant en garde qu'il n'a jamais envoyé à l'école lorsque l'épidémie était dans le village. N'est pas atteint de rougeole. Nota : seul enfant dans la famille.

XXI.

P. R.., a 1 fille âgée de 4 mois. Cette dernière a eu un frère âgé de 5 ans atteint de la rougeole. Comme elle n'a pas eu de contact direct avec son frère, n'a pas été atteinte. Ou bien dans le cas contraire l'âge aurait pu la préserver.

XXII.

H. P..., a 1 enfant âgé de 3 ans. Seul enfant qui habite dans la même maison. Echappe à la contagion.

XXIII.

D. J.., a 1 enfant âgé de 3 ans. Reste isolé. Habite une maison de campagne située à 2 kilom. du village. Reste indemne. Seul enfant dans la famille.

CHAPITRE II

Considérations sur la contagion de la rougeole.

Lorsque dans cette épidémie la mort frappait à coups redoublés, en choisissant ses victimes parmi les enfants du premier âge, nous avons eu le désir, plus qu'en toute autre occasion, d'étendre nos connaissances sur la maladie qu'on décrit sous le nom de rougeole. Nous avons lu à cet effet quelques-uns des ouvrages les plus autorisés et en particulier les dernières thèses se rapportant à l'étude de cette affection. Une conclusion bien nette s'est tout d'abord imposée à notre esprit : c'est qu'il n'y avait rien, dans l'histoire de la rougeole, qui ait été plus discuté que sa contagion.

Si on a toujours admis, sans conteste, que la rougeole naît d'un cas antérieur de la même affection et que cette maladie ne se développe jamais spontanément ou sous l'influence de causes banales, l'accord n'a pas toujours été fait lorsqu'il s'agissait de déterminer l'époque à laquelle la rougeole commence à devenir contagieuse et le moment où elle cesse de l'être. Cette connaissance était importante, et des observateurs éminents, qui en comprenaient toute la valeur, ont fait des recherches sur ce sujet, et les uns en apportant leurs observations se rangèrent partisans pour reconnaître seulement à la période de convalescence, à la période qui coïncidait avec la desquamation, le pouvoir contagieux de la maladie. Ce camp a conservé longtemps de nombreux adeptes, et de nos jours des cliniciens, et non des moins compétents, l'admettent encore, en se montrant toutefois conciliants.

D'autres, s'appuyant sur les observations qu'ils ont eu occasion de faire, ont pensé que seule la période prééruptive, celle dite période d'invasion, communique la maladie, la fièvre morbilleuse.

Quelques-uns admettaient que la contagion commençait avec l'éruption sans préciser à quel moment elle cessait.

Nous voyons que la période prodromique latente se trouve dépourvue de défenseurs, que seules celles de desquamation, d'éruption et d'invasion ont eu des adeptes, des représentants. Aujourd'hui l'entente semble se faire et l'héritage paraît revenir tout entier à la période d'invasion et aux premiers jours de la période éruptive qui la suivent, pour ce qui concerne la succession du pouvoir contagieux. Je ne citerai que comme preuves, les conclusions des Drs Evanno et Gannelon : « La contagion ne se fait pas pendant la desquamation, mais bien pendant la période prodromique, et sa puissance contagieuse va en décroissant pendant l'éruption. Evanno. Thèse de Paris, 1892. »

« La contagion de la rougeole commence à se manifester dès le début de la période d'invasion et l'apparition du premier malaise. Elle s'éteint, en général, 5 à 6 jours après l'éruption. Thèse de Gannelon. Paris, 1892. »

Loin de nous la prétention d'apporter à cette question sa solution définitive.

Cependant, une chose nous a étonné : nous nous sommes aperçu, en lisant l'histoire de la contagion de la rougeole, que tous ceux, qui exposaient leurs observations pour leur manière de voir, avaient tous quelques exemples qui leur faisaient obstacle pour poser des conclusions absolues.

Et, à notre tour, nous avons cru être autorisé à nous demander à quelles périodes la rougeole est-elle contagieuse ?

Si nous admettons, ce qui est prouvé, que la rougeole est une maladie cyclique, qui évolue en traversant quatre phases, toutes bien distinctes et inégales par leur durée : période prodromique latente, période d'invasion, période d'éruption et période de desquamation ; nous examinerons successivement ce qui a été dit sur chacune d'elles, nous verrons aussi quelle est la part de raison que chacune d'elles semble rencontrer dans notre épidémie.

Pour nous conformer à notre plan, nous nous demanderons tout d'abord : la rougeole est-elle contagieuse à la période prodromique latente?

Panum, de Copenhague, à qui revient l'honneur d'avoir écrit le premier travail sur la contagion de la rougeole, à la suite de nombreuses observations qu'il fit aux îles de Saint-Féroë, en 1846, s'exprime ainsi : « S'il est admis en principe, dit-il, que l'incubation est de 13 à 14 jours, si d'autre part des exemples imposants par leur nombre et leur authenticité prouvent qu'habituellement il s'est écoulé juste 13 ou 14 jours entre les premiers symptômes de l'éruption chez un malade et l'apparition de l'exanthème chez ceux auxquels on a communiqué la maladie, n'est-il pas évident que la contagion a eu lieu à la période d'efflorescence ? On est au moins en droit de conclure qu'elle n'est pas contagieuse tant qu'elle reste à l'état latent. L'est-elle à la période des prodromes ? Sans connaître des faits qui démontrent la possibilité de la transmission durant les simples accidents catarrhaux, je ne serai pas en mesure d'établir le contraire. »

Panum conclut d'une façon explicite, très claire, que la période d'incubation n'est pas contagieuse et ne soupçonne pas que la période catarrhale puisse aussi donner la maladie.

Les cliniciens modernes croient aussi que la fièvre morbilleuse ne peut pas se communiquer durant cette période.

M. Grancher, d'après Gannellon, « est à peu près le seul à admettre que la rougeole peut se communiquer, dès la première heure de l'invasion de la maladie, avant tout symptôme apparent, avant même l'élévation thermique qui marque le début de la période d'invasion, de sorte que le mal est déjà pris lorsque le diagnostic est possible. La démonstration du fait ressort, ajoute-t-il, de la confrontation des dates d'entrée, dans la salle, d'une rougeole méconnue et de l'apparition de l'éruption rubéolique à 14 ou 15 jours de là chez un, deux, trois enfants. Les 14 ou 15 jours sont le temps nécessaire à l'incubation et à l'invasion de la maladie ».

A notre tour, nous ne pourrions pas nous empêcher de signaler notre étonnement, si on n'admet pas que la rougeole est contagieuse à cette période, lorsque nous voyons la maladie rentrer dans une maison, au milieu d'une famille composée de plusieurs enfants, suivre une marche presque invariablement la même, s'attaquer d'abord à celui dont l'âge se rapproche le plus de 12 ans, passer à celui qui succède par rang d'âge à ce dernier, ainsi de suite, et nous avons rarement vu 8 jours marquer la différence du début de l'éruption du premier, du début de l'efflorescence du dernier enfant atteint dans l'épidémie qui nous intéresse.

On peut, sans doute, dire tout d'abord que les germes sont entrés dans la famille, parmi les membres qui la composent, puisés à des sources, à des foyers de contagion différents. Cette raison nous paraît bonne pour être donnée, opposée à une observation isolée, mais on ne saurait expliquer par elle de si nombreuses coïncidences. Si donc nous supposons que la rougeole a été introduite par celui qui est arrivé le premier à la période de l'éruption, et si nous accusons celui-ci d'avoir donné la maladie à ses frères, nous serons forcés d'admettre que la rougeole a, à sa période d'incubation aussi, son pouvoir contagieux.

On pourra peut-être, aussi, nous objecter : l'évolution de la période d'invasion a été de plus courte durée chez les enfants plus jeunes. On ne peut pas admettre une évolution plus courte pour l'enfant secondairement atteint, âgé par exemple de 8 ans et en admettre alors une plus longue pour celui qui ne serait que dans sa quatrième année.

Cette argumentation ne marcherait plus en harmonie avec les faits considérés comme vrais, relatés dans la thèse de M. Macry, en 1888 : « lorsqu'une épidémie de rougeole envahit une région qu'elle n'a jamais visitée, ou qu'elle frappe à de rares intervalles, elle prend un caractère malin dont l'épidémie des îles Saint-Féroë, rapportée par Panum, et l'épidémie des îles Fidji, 1875, venue de l'Australie du sud, nous donnent un très bon exemple ; non seulement tous les âges sont atteints, mais encore la rougeole frappe toutes les portions de l'organisme indistinctement,et les complications sont très fréquentes. Dans l'armée aussi, tous les médecins militaires ont remarqué que ce sont surtout les jeunes recrues, n'ayant jamais eu la rougeole, qui sont frappées de préférence et que chez celles-ci, l'affection, si bénigne d'ordinaire, peut prendre un caractère grave ».

Le jeune enfant qui, sorti il y a quelques mois à peine, de l'utérus de sa mère et qui n'a encore emprunté au règne extérieur d'une façon directe que l'air pour l'entretien de sa vie, nous semble moins prédisposé à la contamination de la maladie, et si nous admettons *à priori* que celui qui est le moins prédisposé résiste le plus aux atteintes, nous conclurons que l'incubation devrait être plus longue chez l'enfant que chez l'adulte ; si l'enfant vient d'une mère immunisée comme le cas se présente dans notre épidémie, cette seconde objection ne pourrait trouver un point d'appui solide pour être soutenue.

Bien plus sérieuse est l'objection suivante : Dans ces circonstances le premier atteint aura pu jouer le rôle de facteur, et aura donné, communiqué les germes qui l'ont lui-même contagionné en ne servant que comme moyen de transmission indirect. S'il en est ainsi, le rôle est important et vaut la peine qu'on en tienne compte dans un milieu hospitalier : car il aurait, dans la population qui nous occupe, servi à donner la maladie dans la plupart des familles.

Nous croyons donc, après M. Grancher, que la rougeole est contagieuse à la période d'incubation.

Période d'invasion. — La période d'invasion proprement dite est-elle contagieuse ? Comme nous l'avons dit au commencement de ce chapitre, aujourd'hui on lui accorde presque toute l'hérédité du pouvoir contagieux. Panum ne la lui accorde pas, mais déjà avec plus d'hésitation qu'il n'a mis pour la refuser à la période latente.

Mayr a été le premier qui a voulu prouver d'une façon positive que cette période est contagieuse.

En 1860, cet auteur publie, dans un journal de médecine, l'exemple d'un enfant de Vienne qui va faire un voyage dans une ville où il y avait la rougeole, voit un de ses amis qui était à la période catarrhale prodromique; de retour et quatorze jours après ce contact, cette visite chez un rubéoleux, l'éruption apparaît chez lui.

En 1865, Girard, de Marseille, qui paraît n'avoir pas eu connaissance du fait rapporté par Mayr, adresse à la Société médicale des Hôpitaux une lettre où il pose nettement la question suivante : A quel moment dans les fièvres éruptives la maladie cesse-t-elle d'être contagieuse ? Dans cette lettre, il soutenait les propositions suivantes :

1° La transmission des fièvres éruptives se fait dès le premier jour, alors qu'apparaît la fièvre d'invasion.

2° Passé cette période la contagion n'a plus lieu, d'où l'inutilité des quarantaines si longues imposées aux convalescents.

La société rejette, à la presque unanimité, les propositions de l'auteur marseillais, sauf Blache, qui en était le rapporteur et

H. Roger, de Paris, qui affirma en avoir observé un cas dans sa clientèle.

En 1872, Dumas, de Cette, publia dans le *Montpellier médical*, douze observations venant affirmer que la rougeole était contagieuse à la période d'invasion.

En 1873, Lancereaux reprend la question et soumet à la même société, qui avait refusé les opinions de Girard, de Marseille, deux faits qu'il venait d'observer.

« La première observation rapporte que, le soir du 23 décembre, dans une réunion, un enfant présentant toute la symptomatologie de la période catarrhale de la rougeole s'était trouvé en contact avec deux petits enfants du même âge que lui. L'éruption rubéolique est apparue, dit-il, le 24 décembre, chez le premier, et le 4 janvier chez les autres ». Il affirma dans cette observation qu'une enquête minutieusement faite lui prouvait qu'il n'y avait eu que ce seul moyen possible de transmission.

« Deuxième observation. F..., âgé de 8 ans, accuse, le 8 février, le premier malaise de la fièvre morbilleuse ; passe la soirée du 9 février chez son oncle, qui avait quatre enfants ; contagionne ses deux cousines, qui ont successivement l'éruption, l'exanthème de la rougeole, l'une le 22 et l'autre le 25 février ». Cette communication ne souleva aucune objection, et, dans la même séance, Vidal rapporte un cas de contagion de cette période et confirme les faits rapportés par Lancereaux.

En 1876, Dumas donna, dans un mémoire présenté à la Société de médecine pratique, quinze observations nouvelles, dans lesquelles onze fois le contact avait eu lieu pendant l'invasion, la veille de l'éruption ou les jours précédents.

Il maintient les conclusions de son premier travail, et répète que la rougeole est éminemment contagieuse à la période d'invasion, alors que l'enfant, ne paraissant pas incommodé, peut sortir et se livrer à ses jeux. « L'agent contagieux, ajoute-t-il, a probablement sa source à la surface des muqueuses nasale, palpébrale et bronchique, qui sont atteintes, dès le début, d'un catarrhe *sui generis*. Enfin, il ne me paraît pas démontré qu'elle soit contagieuse à toutes les périodes. Je crois que sa puissance de transmission décroît d'un stade à l'autre, pour cesser à celui de la desquamation ».

La même année, dans une communication qu'il lit à la Société des sciences naturelles et médicales de Dresde, sur le mode de la propagation de la rougeole et de la scarlatine, R. Fœrster émet une opinion analogue : « Lorsque dans un milieu un enfant est contaminé, il n'est pas rare que les autres enfants sains en contact avec lui, ne soient pas infectés, le premier ou le second jour de la période prodromique. La contagion date rarement, ajoute-t-il, de la période d'éruption ou d'une période postérieure ».

En 1882, le Dr Béclère, dans une thèse où il rapporte cinquante-deux observations personnelles de rougeole, contractée à l'hôpital des enfants malades, a étudié avec beaucoup de soins la contagion de la rougeole : « Quand un enfant de nos salles, dit-il, a présenté une éruption rubéolique, quelques jours après avoir été en contact avec un morbilleux, nous avons toujours noté que ce morbilleux était à la période d'invasion ou à celle d'éruption, et, dans ce cas, que l'éruption était en pleine efflorescence ».

La même année, Cade de Cassicourt publiait, dans son livre, un cas très probant de contagion pendant la période prodromique.

« Un jeune garçon est ramené de sa pension dans sa famille, à Paris, avec les prodromes de la rougeole. A son arrivée, il voyait sa sœur, plus jeune que lui, qui habitait avec ses parents, loin de toute influence morbilleuse. J'étais mandé, et, à peine arrivé, je faisais partir la petite fille pour Meudon.

Le lendemain soir, vingt-quatre heures après, l'éruption se

montrait chez le petit garçon. Le contact entre les deux enfants n'avait donc eu lieu que pendant les prodromes. Huit jours après, la petite fille commençait à avoir du coryza et du larmoiement.

Au bout de trois jours, l'éruption se montrait.

En 1885, le Dr Geschwind relate l'observation suivante : « L'ordonnance du capitaine P... se trouve indisposé le 28 mars 1885 ; le 29, retourne à la caserne, ne revient plus chez son officier ; le 39 mars apparaît une éruption morbilleuse, et G... est isolé à l'hôpital. Le capitaine P... a 3 enfants. Le 8 avril, dix jours après que l'ordonnance eut quitté la maison, un premier enfant eut des prodromes et le 10 avril, éruption ; un deuxième eut des symptômes catarrhaux le 10, et l'éruption le 12. Enfin, le dernier présenta de la fièvre le 17 et l'éruption le 21.

En 1887, le Dr Giron rapporte ses observations et relate que, sur deux cent cinquante cas observés, il a pu se convaincre que la période d'invasion en avait contaminé le plus grand nombre. Bard, de Lyon, à la suite d'une épidémie qu'il a observée à l'hôpital Saint-Pothin, conclut aussi que la période d'invasion est presque seule à craindre pour la propagation de la maladie.

Sevestre, dans ses leçons cliniques, a avancé ceci : « La rougeole est contagieuse dès le début de la période d'invasion, mais elle ne l'est pas avant. Pour appuyer ses conclusions, M. Sevestre cite le cas d'un jeune garçon en incubation de rougeole qui, dans l'après-midi du 25 décembre 1888, assiste à une matinée d'enfants où ils étaient une douzaine. Le soir, il se plaint de lassitude, de mal de tête et se couche de bonne heure. Le lendemain, il assiste à une nouvelle matinée d'enfants ; à ce moment il était à la période de catarrhe, et deux jours après, le 29, il avait une éruption de rougeole. Or, parmi les enfants de la première série, aucun ne contracta la maladie, sauf la sœur, qui couchait dans la même chambre que lui, et d'après le calcul fait, elle avait dû être contagionnée dans la nuit du mardi au mercredi. Parmi les enfants de la deuxième série, plusieurs eurent la rougeole ».

La période d'invasion est donc reconnue éminemment contagieuse ; les 5e, 7e, 14e et 36e observations nous ont prouvé, chacune pour leur compte, que la phase prodromique avec symptômes catarrhaux est capable de communiquer la maladie.

La rougeole à la période d'éruption a-t-elle un pouvoir contagieux? — Panum, à qui il faut toujours revenir quand on fait l'étude de la contagion de la rougeole, faisait coïncider le contage avec le début de l'efflorescence et le faisait cesser avec elle. Aujourd'hui, on la croit contagieuse ; mais on croit aussi qu'elle perd ce pouvoir au fur et à mesure qu'elle s'éloigne de la période d'invasion. Cette croyance est légitime, puisque l'importance de donner la maladie est presque toute accordée à la période d'invasion, puisque aussi, d'autre part, chacun avait des faits pour se convaincre que cette phase était aussi à redouter pour la contagion.

4° *Période de desquamation ou de convalescence.* — Jusqu'en 1846, tout le monde pensait que, seulement à cette période, la fièvre morbilleuse était contagieuse, les cliniciens étaient tellement convaincus du pouvoir contagieux de cette phase de la rougeole qu'ils n'avaient jamais eu l'idée de contrôler si la période de desquamation était seule responsable de la propagation de la maladie.

En 1846, Panum s'exprimait ainsi : « On croit assez généralement que la rougeole est surtout contagieuse pendant la desquamation. Sur quelle base repose cette croyance ? Je ne saurais le dire ; quant à moi, je n'ai vu qu'un seul cas de nature à me convaincre que la contagion ait lieu pendant la période de desquamation. La transmission, en tenant pour constante la durée que j'ai assignée à l'incubation, a toujours été faite à l'époque où les boutons se développent ».

Panum déjà voulait lui faire perdre son droit, et, sur 6,000 observations, il prétend que dans un cas seulement, la contagion a pu se faire à cette période.

Les auteurs et les cliniciens ont continué à signaler la rougeole contagieuse à cette période, et n'ont rencontré encore que les obstacles que nous venons de signaler en analysant la période d'invasion.

De nos jours, Gamelon prétend que les cas de contagion à la période de desquamation sont des cas exceptionnels. Ainsi, très puissante hier, nous la voyons très peu à redouter aujourd'hui.

De notre côté, nous pensons qu'elle est à craindre, puisque nous l'avons vue, comme nous le témoignent les observations IV et LXIV, commencer et terminer l'épidémie.

Nous croyons donc :

1° Que la rougeole est contagieuse à toutes les périodes ;

2° Que la période d'invasion catarrhale est plus contagieuse que toutes les autres périodes ; parce que, à ce moment, l'enfant sort encore, tousse, éternue et a ses yeux larmoyants. Son poumon et ses fosses nasales font alors office de pulvérisateurs de débris muqueux virulents, vicient par la toux et les éternuements leur voisinage. Voilà pourquoi leur approche est plus dangereuse ; tandis que dans les autres cas, il faut un contact plus direct.

CHAPITRE III.

Considérations sur les complications intestinales dans la rougeole.

I. — Historique.

Lorsque l'année 1893 nous a réservé la surprise de voir la rougeole dans un si bref délai faire un nombre de victimes relativement élevé dans notre milieu, nous avons pu nous convaincre que cette maladie peut, même à la campagne, revêtir une forme maligne et prendre un timbre de gravité qui n'est malheureusement basé ni sur une exagération, ni sur un préjugé populaire. Cette gravité avait fait dire à Déchaut, il y a déjà bien longtemps : « Quand j'arrivais à l'hospice des enfants assistés, je laissais passer inaperçues les premières rougeoles qui se manifestèrent, croyant comme tout le monde, que cette maladie était bénigne ; mais quand je vis à plusieurs reprises succomber le cinquième, le quart, le tiers de nos malades, je dus modifier mes opinions. »

A notre tour, nous avons dû changer d'avis, et nous demander pourquoi les enfants du premier âge mouraient en si grand nombre ?

On admet généralement qu'on ne meurt pas de la rougeole, mais des complications qui surviennent dans le cours de cette maladie, que la bronchopneumonie et la diphtérie semblent parmi elles rivaliser, se disputer les cas malheureux de la fièvre morbilleuse.

La mort, dans l'épidémie qui nous occupe, ne doit aucun tribut de reconnaissance, pas plus à la bronchopneumonie qu'à la diphtérie survenue à l'occasion de la rougeole. Nous avons remarqué que seules les complications intestinales, signalées à peine en passant par nos auteurs classiques, étaient responsables des décès.

Nous pensions donc, comme la plupart, que la rougeole n'était grave que par son association avec la diphtérie ou par la bronchopneumonie; aussi, nous avons été étonné de voir survenir, chez une catégorie de malades, une complication qui était très peu signalée, et què Trousseau considérait dans ses leçons cliniques comme une complication en général bénigne.

Cet étonnement nous a poussé à faire quelques recherches bibliographiques sur la question qui a trait aux complications intestinales.

Macry, élève du professeur Dieulafoy, dans une thèse que lui a inspirée son maître et à laquelle il donne pour titre de la *Colite dysentériforme* (colite hémorrhagique), au cours de la rougeole, fait l'exposé complet de ce qui a été dit sur les troubles intestinaux depuis le commencement du XVIIIe siècle jusqu'à notre époque, et s'exprime ainsi dans sa préface: «Trousseau qui avait été plusieurs fois rapporteur des épidémies à l'Académie de médecine, s'était trouvé à même de noter assez souvent ces phénomènes sur lesquels il se plaint que l'on n'ait pas suffisamment attiré l'attention. C'est cette lacune que nous nous sommes efforcé de combler, sur les indications du professeur Dieulafoy, qui a été lui-même plusieurs fois témoin de faits semblables. C'est sur ses conseils et grâce à ses encouragements, que nous avons entrepris cette tâche fort pénible, car il a fallu, à cause de la pénurie des matériaux, parcourir un très grand nombre d'ouvrages et de relations d'épidémies.

Nous avons le regret de dire que c'est à peine si çà et là, nous avons eu à glaner quelques lignes, et nous avons pu nous convaincre amplement de l'exactitude de l'illustre clinicien que les auteurs ne se sont pas occupés de ce sujet.

Loin de nous la prétention d'offrir quelque chose de nouveau, nous avons voulu simplement traiter une complication qui n'avait pas été suffisamment décrite jusqu'à présent. L'on trouvera dans notre thèse tout ce que les auteurs ont dit sur ce sujet ; nous y avons réuni un grand nombre de documents disséminés çà et là dans les auteurs classiques, dans les articles de dictionnaires, dans les journaux. Nous avons parcouru, dans ce but, un grand nombre de publications périodiques étrangères, notamment le *Schmids Jahrbucher*, la *Lancette*, le *Dublin journal*, les *Archives italiennes d'Omedeï*, etc. Le lecteur pourra ainsi recueillir tout de suite les renseignements qu'il lui faudrait chercher dans bien des endroits différents, d'où perte de temps et nécessité de connaître les langues étrangères, ce qui serait absolument impraticable pour beaucoup de personnes. »

Si nous avons fait de la préface de M. Macry une si longue citation, c'est pour lui reconnaître, en effet, le mérite d'avoir le premier noté, compulsé tous les documents historiques se rapportant à l'étude des complications intestinales, et, nous devons l'avouer, c'est dans son travail inaugural que nous avons pu recueillir tout de suite ce qui a été dit depuis le XVIIIe siècle jusqu'à nos jours, ayant trait à ce sujet. Nous ne citerons de cet historique très complet que les renseignements donnés par les auteurs dont M. Macry a parcouru les ouvrages, renseignements qui semblent avoir le plus d'analogie avec les observations de nos malades.

C'est à Sydenham, Morton et Huxham qu'il faut reconnaître l'honneur d'avoir établi une distinction entre la rougeole et les fièvres éruptives, confondues jusqu'alors. Ces auteurs signalent la diarrhée comme une manifestation survenant très fréquemment, et Morton donne des observations dans lesquelles il signale des diarrhées intenses qui surviennent après l'effacement de l'éruption.

En 1807, Roux fit un mémoire sur la rougeole et s'exprima ainsi, dans sa *Monographie* à propos de notre entérite : « La diarrhée était abondante, douloureuse et quelque peu sanguinolente chez quelques sujets couverts de taches et chez lesquels les symptômes catarrhaux étaient très exaspérés ».

Dans un dictionnaire de l'époque (1820), l'auteur de l'article *Rougeole*, parlant de quelques cas graves observés en 1798, à Paris, relate dans son exposé ceci : « L'éruption de la rougeole fut intense, mais disparut rapidement, les douleurs (il s'agit ici de douleurs abdominales) étaient alors très vives, les évacuations alvines très fréquentes, accompagnées de coliques aiguës, déchirantes et sur la fin, striées, sanguinolentes, même noires.

En 1809, éclate une épidémie de rougeole à l'Hôpital des enfants ; épidémie dont Campagnac a fait le sujet de sa thèse, (Paris, 1812), en signalant des phénomènes gastro-intestinaux.

Gintrac, dans son *Traité de Pathologie interne*, se borne à dire que plusieurs complications ont pour siège les organes digestifs : « Gastrite, entérite, la colite ».

Dans le *Traité de Pathologie interne* du professeur Jaccoud, il est dit que la diarrhée peut revêtir quelquefois la forme dysentériforme.

Nos grands dictionnaires modernes ne consacrent que quelques lignes à ce sujet ; dans l'article « Rougeole » du *Dictionnaire encyclopédique*, Sanné dit : « Le flux est quelquefois glaireux, sanglant, quand le colon est atteint ». Plus loin, il ajoute : « Ailleurs, c'est la forme dysenteriforme avec mucus sanguinolent et ténesme ». Cette colite est due, d'après l'auteur, à un exanthème du colon.

Dans le *Nouveau Dictionnaire de Médecine et de Chirurgie pratiques*, il nous est dit ceci : « L'entérocolite, pendant la rougeole, se développe dans le cours et vers la fin de l'éruption. On a observé du ténesme et des selles glaireuses teintes de sang ».

Dans les *Mémoires de l'Académie de médecine*, 1857, Trousseau, rapporteur des épidémies qui ont éclaté en France à cette époque, relate plusieurs cas de rougeole s'étant accompagnés de diarrhée et observés dans le département de l'Hérault, et dit dans la même séance : « Il est bien fâcheux que le Dr X..., qui a consigné dans son rapport l'histoire trop abrégée de cette maladie, n'en ait pas donné une description plus complète. Etait-ce une rougeole maligne avec prédominance des accidents intestinaux ? Etait-ce une affection intestinale prématurée?»

Trousseau craint que ce médecin ne se soit mépris sur le caractère de colite rubéolite dont il fait une dysenterie.

M. Macry, l'auteur de l'historique des complications intestinales, a pu noter, à partir de 1746 jusqu'en 1816, 38 épidémies dans lesquelles les troubles intestinaux sont signalés ; parmi elles les renseignements ont été pris 28 fois dans des pays étrangers.

Comme nous avons pu nous en convaincre par la lecture de ces relations, les uns signalaient ces complications avec de la diarrhée, et d'autres avec de la dysenterie. Presque tous ont noté comme graves les troubles intestinaux ; nous ne citerons que comme preuves les épidémies suivantes : « En 1834, une épidémie de rougeole sévit au milieu de la population de Signaringen, 38 décès sont attribués à la rougeole et furent produits par les accidents dysenteriformes. Les phénomènes intestinaux apparaissent en même temps que l'éruption. (V. Sanitats Berichtuber, O Furstenthum Hohenzollerm Signaringen).

1834. Epidémie de Dublin. Le Dr Batersy signale, dans le *Dublin journal*, cette épidémie comme grave. Il croit que les complications nombreuses sont dues au caractère malin de l'affection ; il y eut assez souvent de la diarrhée et des accidents dysentériformes, ajoute-t-il.

1848. Rilliet, dans la *Gazette médicale* de 1848, signale l'épidémie de Genève et note quelques cas intenses de complications intestinales.

1850. L'épidémie de Bruxelles est notée grave par les troubles intestinaux (Dr Hamon, *Presse médicale*, 1851).

1848. Panum rapporte, dans son travail sur l'épidémie de rougeole des îles Saint-Feroë, des phénomènes dysentériformes sérieux.

1855. Epidémie de Leith de Vienne, signalée par le Dr Brow. A Vienne, dès le début de la maladie se déclare une diarrhée intense, qui 14 fois fit place à la dysenterie. Cette dernière était de courte durée ; car la convalescence ne tardait pas à s'établir; c'est surtout dans les mois de mai, juin et juillet que les troubles intestinaux se sont principalement montrés.

1859. Epidémie de Paris. Thore, dans la *Gazette des Hôpitaux*, en 1860, signale l'entérite avec phénomènes dysentériformes. Selles glaireuses, sanguinolentes, ténesme, etc... Ces diarrhées se terminent assez vite, ajoute-t-il, et d'une manière favorable.

1861. Epidémie est observée dans la garnison de Paris. Après la guerre d'Italie la rougeole est signalée grave et emprunte le caractère de gravité aux complications intestinales (*Gazette hebdomadaire*, 1861).

1869. Epidémie de Sienne rapportée par Balthazar dans le Journal de *Kinderkrankheit*, 1871. —Diarrhée intense. Epidémie d'Agen, rapportée la même année.

Eruption se fait mal. Phénomènes gastro-intestinaux graves (Mémoires de l'Académie, 1869-1870).

1875. Epidémies de Mèze (Hérault), rapportée par Pronac dans la *Gazette des Hôpitaux*, 1875.—Quelques complications gastro-intestinales graves.

1876. Epidémie de Würtemberg (*Arch. fur. Wiss. Heilh.*).—

Phénomènes dysentériformes assez rares se sont surtout manifestés pendant les épidémies estivales, plus fréquentes dans les villes que dans les petits centres.

1888. Enfin, Macry signale à son tour six observations de rougeole au cours de laquelle les troubles intestinaux sont venus d'abord avec de la diarrhée, et de la dysenterie ensuite.

Les observations que cet auteur donne dans sa thèse ont été prises sur des personnes presque toutes adultes, n'ayant pas été malades dans la même épidémie. La terminaison de cette complication a été heureuse pour les malades qu'il a eu occasion de voir, et cette constatation semble l'avoir quelque peu influencé lorsqu'il dit : «il ne faut pas exagérer à tort la gravité de la colite dysentériforme morbilleuse ; nous en avons vu nous-mêmes quelques sujets atteints, et ils y ont échappé sains et saufs».

Les observations que nous donnons à la suite nous feront dire à notre tour, lorsque nous parlerons du pronostic. Il ne faut pas exagérer à tort la gravité des complications intestinales lorsqu'elles surviennent dans le cours d'une rougeole chez une personne qui aurait plus de 5 ans, mais elles sont à craindre chez les enfants du premier âge.

II. — Observations (recueillies à Clans)

Obs. I. — F... Marthe, âgée de 1 an, est introduite dans la chambre de sa cousine le 4 juin. Le 16 du même mois, apparaissent les symptômes de la période d'invasion : coryza et yeux larmoyants ; le 16, même état ; le 17, symptômes catarrhaux se manifestent plus intenses, et la malade a de plus de la diarrhée, rend 5 à 6 selles liquides jaunes-verdâtres; le 18, éruption se fait. Diarrhée est séreuse et augmentée, la malade rend 10 selles; le 19, disparition de l'exanthème, diarrhée toujours très forte et fétide; le 20, diarrhée persiste toujours très forte. A 2 heures de l'après-midi, mort.

La soif a été très vive tant qu'a duré la maladie.

Obs. II. — J... Paule, âgée de 1 an, est contagionnée par son frère. Le 15 juillet, est prise des symptômes de la période d'invasion de la rougeole ; le 16, du même mois, même état et a de plus de la diarrhée ; le 17, la diarrhée augmente, l'éruption apparaît le 18 et disparaît dans la même journée. Diarrhée plus forte et convulsions emportent la malade le 19 juillet, dans la matinée.

Obs. III. — Ventre Louis, âgé de 2 ans, accuse symptômes de la période d'invasion le 14 juillet. L'éruption rubéolique se fait le 16. Diarrhée apparaît le 17, même jour disparition de l'exanthème ; le 18, la diarrhée augmente et le malade meurt dans la même journée.

Obs. IV. — I... Georges, âgé de 3 ans, a symptômes de la période catarrhale les 13 et 14. L'éruption se fait le 15 et le 16. Le 17 juillet, disparition de l'exanthème, la diarrhée apparaît le même jour ; le 18, la diarrhée augmente ; le 19 et le 20, même état ; le 21, la diarrhée est aussi forte et prend couleur noire ; le 22, mort termine la scène.

La soif a été très ardente, tant qu'a duré la maladie.

Obs. V. — Ab... Philomen, âgé de 1 an, accuse le 22 et le 23 juillet, symptômes catarrhaux de la période d'invasion de la rougeole, et a de plus de la diarrhée ; le 24, éruption se fait, diarrhée augmente ; le 25, disparition de l'exanthème et mort termine la scène.

Obs. VI. — Filippot Marie, âgée de 1 an, a éternuements, yeux larmoyants le 23 et le 24 juillet. Éruption rubéolique apparaît le 25 ; le 26, apparition de la diarrhée et disparition de l'exanthème ; le 27, diarrhée augmente ; le 28, mort.

Obs. VII. — Paul Antoinette, âgée de 1 an, accuse symptômes de la période d'invasion le 23 et le 24 juillet; éruption se fait dans la journée du 25 juillet ; le 26, la malade a de la diarrhée, qui est très forte ; l'éruption disparaît ; la diarrhée augmente dans la soirée et avec l'aide de trois convulsions amène la mort, ce jour même.

Obs. VIII. — Bovet, âgée de 2 ans. Symptômes de la période catarrhale le 25 et le 26 juillet ; le 27, même état, et la malade commence de plus à rendre quelques selles plus fréquentes ; le 28, éruption se fait, la diarrhée augmente ; le 29, exanthème disparaît, la diarrhée est encore plus forte et prend couleur grisâtre ; le 30, mort.

Obs. IX. — Rey Thérèse, âgée de 2 ans, éternue et a yeux larmoyants le 8 août ; l'éruption se fait le 10 ; le 11 du même mois, la diarrhée apparait; augmente le 12 et le 13 août ; mort.

Obs. X. — Gaz Marguerite, 1 an, accuse symptômes catarrhaux le 7 et le 8 août ; le 9, même état ; malade ne veut plus prendre le sein de sa mère, l'éruption; se fait le 10 ; le 11, disparition de l'exanthème et apparition de la diarrhée ; le 12, diarrhée augmente, convulsions. Résultat : mort.

Obs. XI. — R... Louis, âgé de 1 an, éternue et a yeux larmoyants le 9 août ; le 10, se fait l'éruption ; en même temps le malade commence à rendre selles plus nombreuses : le 11, diarrhée augmente ; le 12, même état ; le 13, convulsions emportent le malade.

Obs. XII. — Gaz... Charlotte, âgée de 15 mois, début de la période d'invasion le 15 août; le 16, symptômes catarrhaux sont beaucoup plus accusés; le 17, éruption se fait, diarrhée apparaît, l'éruption disparaît dans la nuit du 17 au 18 ; le 18, la diarrhée est plus forte. Résultat : mort.

Obs. XIII. — Se... Albert, âgé de 3 ans, début de l'invasion le 14 ; symptômes catarrhaux très forts le 15; et la diarrhée apparaît très forte dans la même journée; le 16, diarrhée augmente; le 17, éruption apparaît à peine, diarrhée est sanglante ; le 18, diarrhée augmente et est très fétide, et le malade succombe dans la nuit du 18 au 19 ; le malade a accusé une soif très ardente.

Obs. XIV.— Bag.., âgé de 1 an, éternue et a yeux larmoyants le 15 août; le 16, symptômes catarrhaux augmentent d'intensité; le 17, éruption rubéolique se fait ; le 18, commence à avoir quelques selles plus nombreuses, l'éruption disparaît; le 19, diarrhée augmente et avec les convulsions termine la scène ; mort.

Obs. XV.— Rufin..., âgée de 2 ans, accuse, le 13 septembre, les premiers symptômes de la période d'invasion; le 14 et le 15, symptômes catarrhaux augmentent d'intensité ; le 16, l'éruption se fait, elle se complète le 17 du même mois ; le 17, diarrhée apparaît dans la journée, l'éruption disparaît dans la soirée;le 18, la malade rend selles séro-sanguinolentes, et meurt dans la soirée ; soif a été très vive.

Obs. XVI. — Marcello..., âgé de 2 ans, accuse les premiers symptômes de la période catarrhale le 28 août. Eternuements et larmoiements; le 30 août, éruption se fait ; le 1er septembre, disparition de l'exanthème et apparition de la diarrhée, le malade voudrait toujours boire et ne réclame que de l'eau froide, diarrhée persiste le 2 et le 3 et le 4 ; le 5, le malade rend liquide séro-sanguinolent ; le 6, le flux intestinal s'arrête; le 7, diarrhée apparaît de nouveau, le malade ne peut plus rien garder dans l'intestin, le lait lui-même était rendu sans guère changer de couleur, tellement il séjournait peu dans l'intestin, cet état se prolonge jusqu'au 19 septembre. La mort vient terminer la scène, le soir du 19 septembre.

Nous pensons donc que les seize malades dont nous venons de donner l'observation, ont succombé aux complications intestinales survenues au cours de la rougeole.

Nous avons pu voir, en effet, la maladie évoluer de la façon la plus bénigne chez les enfants du même âge, qui n'ont pas accusé ces troubles.

Nous avons également noté ces troubles, ces complications sur deux enfants de la famille, dont l'observation porte le n° 31 au premier chapitre; et sur les quatre enfants de la famille dont l'observation porte le n° 57, au même chapitre.

Sur ces six derniers enfants les complications n'ont pas eu la même gravité; et nous pensons que la résistance plus grande qu'ils ont à cet âge a neutralisé leur action. Elles n'ont eu pour effet que de prolonger un peu plus longtemps la convalescence.

La diarrhée chez ces enfants survenait à la fin de la période de l'éruption, cessait lorsque la desquamation commençait à se faire; les malades accusaient encore au commencement de la période de convalescence des envies fréquentes d'aller à la garde-robe, mais ne rendaient plus que quelques glaires, mucopurulentes et striées de sang. Deux ou trois jours après, la convalescence s'établissait complètement.

Sur le nommé S. . . Auguste de la 57ᵉ observation, nous avons de plus constaté ce fait assez singulier : lorsque l'éruption disparut, nous avons observé, vingt-quatre heures après, une rougeur se localiser sur les faces des deux mains. Cette rougeur disparaît douze heures après et s'accompagne d'une desquamation épidermique qui se fait par larges plaques. Les ongles des deux mains tombent également huit jours après.

III. — Étiologie.

Il résulte des recherches faites par Macry que les épidémies dans lesquelles se sont montrés les phénomènes diarrhéiques dysentériformes sont rares.

On a longtemps accusé la rougeole de prendre un caractère épidémique, de frapper à chaque épidémie telle ou telle partie de l'organisme.

Dans certains cas la rougeole a eu occasion d'exercer son influence dans un milieu où il y avait une sorte de constitution épidémique favorable aux troubles intestinaux : le choléra infantile et même la dysenterie ; cette coïncidence de la dysenterie et de la rougeole a donné lieu à des discussions intéressantes au point de vue pathogénique.

Nous croyons devoir citer ici l'épidémie de Saint-Loup, qui a fait le sujet d'un rapport contenu dans le vol. XIX des *Mémoires de l'Académie*, pag. 180-183.

A cette époque, on ne faisait pas de distinction entre la colite dysentériforme et la dysenterie. L'Académie mit en doute la valeur des conclusions de l'historien de l'épidémie qui considérait la dysenterie comme une complication de la rougeole.

Été. — On a accusé l'été d'avoir une influence manifeste pour favoriser les complications intestinales.

Épidémie de Leith de Vienne, 1855. Notre épidémie en serait un autre exemple. Pour nous, l'été doit favoriser les complications intestinales au même titre que le froid de l'hiver favorise la complication broncho-pneumonie. Nous voyons, en effet, la diarrhée infantile plus fréquente en été qu'en hiver.

Troubles digestifs antérieurs. — Dans Schmids Jahrbücher, en 1885, pag. 33, on a accusé les vers intestinaux de provoquer les complications intestinales.

La Cacherie des sujets. — A été aussi incriminée. Nous croyons pour notre compte que la constitution ébranlée d'un sujet le rend plus facilement vulnérable pour toutes les maladies, mais ne nous paraît pas favoriser d'une façon positive plutôt les troubles intestinaux que les complications pulmonaires. Nous trouvons dans notre épidémie des enfants ayant eu de l'entérocolite, qui étaient certainement affaiblis ; mais nous en trouvons d'autres qui avaient une constitution très forte et ont été atteints de la même complication.

Climats. Influence géographique. — Il paraitrait que les climats ont une influence certaine pour favoriser l'éclosion de ces troubles. Et le midi serait le plus particulièrement prédisposé. Je ne reviens pas sur le climat de Clans, croyant l'avoir suffisamment décrit dans le Chapitre I.

Pays restés vierges de rougeole. — Panum n'a pas manqué de relater les complications intestinales et les décrit dans son histoire sur l'épidémie des îles Saint-Féroë, comme très graves.

La rougeole n'avait plus visité ce pays depuis très longtemps.

Age. — Macry, qui est le premier après Campanac (1812) à faire une thèse (1888) sur les complications intestinales, donne dans son travail 6 observations prises isolément et se rapportant à des cas observés à plusieurs années d'intervalle. Ayant eu, nous, l'occasion de prendre nos observations dans le même milieu et dans une même évolution épidémique, nous nous sommes encore autorisé à nous demander à quel âge on est prédisposé aux complications intestinales ? le tableau de la mortalité et les observations relatives dans ce chapitre nous donnent la réponse. Et nous dirons que le premier âge est le plus souvent atteint des complications, des troubles intestinaux; et qu'on trouve plus particulièrement à cet âge les complications du tube digestif, en vertu du principe du *locus minoris résistentiæ*.

IV. — Anatomie pathologique.

N'ayant pas eu occasion de faire des autopsies, nous ne pouvons pas ici donner des détails d'anatomie pathologique se rapportant à notre relation. Cependant nous signalerons qu'en 1861, dans la *Gazette hebdomadaire*, on a relaté des lésions très marquées du tube digestif, à caractères ulcéreux. Dans la *Gazette des hôpitaux*, 1856, la tuméfaction des ganglions mésentériques a été notée 8 fois.

V. — Pathogénie de la production de l'entérocolite.

La grande majorité des auteurs, au commencement de ce siècle, faisait jouer le plus grand rôle à une sorte d'énanthème ; c'était la théorie qui supposait la rougeole capable de faire éruption sur les muqueuses, et aujourd'hui l'accord semble être fait pour admettre que la fièvre morbilleuse rendrait seulement le terrain favorable, toutes les fois qu'une complication survient, ce serait une affection surajoutée, et des agents étrangers à la rougeole prendraient toute la responsabilité de la lésion.

Les auteurs modernes, qui ne mettent pas en cause la rougeole pour les lésions des complications, se basent sur ce fait, d'une part que la rougeole se complique plus rarement en ville qu'à l'hôpital et par conséquent la maladie devait être contractée dans ces établissements hospitaliers.

Ceci a été dit à propos de certaines complications très graves de broncho-pneumonie survenues au cours de la rougeole. Si ce qui est dit à propos de la broncho-pneumonie peut être invoqué pour la pathogénie des complications intestinales, nous trouvons dans notre relation des observations où le caractère de gravité n'a pas été emprunté, greffé par le contage.

D'autre part, ces mêmes auteurs ont été poussés à admettre cette manière de voir, parce que le pneumocoque lancéolé et le pneumo-bacille de Friedlander ont été trouvés dans le poumon et les produits de l'expectoration.

Tant qu'on n'aura pas trouvé l'agent spécifique de la rougeole, toutes les théories pathogéniques demeureront toutes pures hypothèses.

Loin de nous toute idée d'exclusivisme à ce sujet, et même la théorie de la *rougeole rentrée*, toute banale qu'elle paraît au point de vue pathogénique, a pour elle l'avantage de nous faire garder en la mémoire, nous faire retenir un détail clinique relevé dans les leçons de Trousseau à propos de la complication broncho-pneumonie : « Lorsque la broncho-pneumonie apparaît comme complication, l'éruption pâlit ». Cette constatation a été faite aussi dans le cours de l'épidémie d'Agen :

L'éruption se fait mal. Phénomènes gastro-intestinaux graves. Mémoires de l'Académie de médecine 1869-1870.

Nous avons eu, à notre tour, l'occasion de constater ce fait.

VI. — Symptomatologie.

Les enfants atteints des troubles intestinaux, surtout ceux qui ont succombé, étaient trop peu avancés en âge pour nous permettre de donner beaucoup de renseignements symptomatiques, l'interrogatoire ne pouvant être possible chez cette catégorie de malades.

Cependant nous avons pu tout d'abord relever ce fait que l'éruption ne se montrait seulement sur la scène que pour affirmer le diagnostic. On sait combien le public redoute les prétendues rougeoles rentrées. Cette crainte ne nous paraît plus basée sur un préjugé.

La soif était très vive chez ceux qui étaient atteints de ces complications. Nous avons voulu assister plusieurs fois à cette lutte qui se faisait lorsque l'enfant devait abandonner la vie; nous avons pu le voir, en cette occasion, chercher à faire comprendre qu'il avait soif, en suivant du regard le verre qu'on lui présentait et dont il avalait le contenu d'un trait, tant la soif était ardente. Ceux qui étaient un peu plus âgés l'accusaient en demandant jusqu'à la dernière heure de l'eau froide et accusaient aussi des douleurs abdominales.

VII. — Pronostic.

Le pronostic, si nous tenons compte des renseignements recueillis dans l'épidémie dont nous venons de faire l'exposé, est grave, et cette gravité nous paraît en rapport avec l'âge.

Si M. Trousseau considérait cette complication, en général, comme bénigne, dans sa leçon clinique, nous pensons que l'illustre clinicien a eu affaire, le plus souvent, à des cas bénins comme on en rencontrait généralement au cours de l'épidémie qui sévit dans la garnison de Paris en 1859 ; nous croyons aussi qu'il y avait entre la diarrhée survenue dans le cours de l'épidémie de Paris, en 1859 et celle survenue au cours de notre épidémie, autant de différence qu'il y en a entre la simple bronchite des cas bénins et la broncho-pneumonie qui survient comme complication grave.

Faut-il conclure de toutes ces déceptions que la science est impuissante devant une complication aussi grave ? Fort heureusement non, il y a mieux que de guérir la rougeole, c'est de préserver l'enfant de ses atteintes. Cette considération nous entraîne à l'étude de la prophylaxie de la rougeole.

CHAPITRE IV.

Prophylaxie de la rougeole à la campagne.

« La lutte contre les maladies contagieuses n'a pas encore trouvé sa formule définitive », disait Grancher. Nous n'avons pas la prétention, nous, de venir l'exposer dans ce court chapitre.

Cependant, si on admet sans conteste que la rougeole ne se développe jamais spontanément, naît toujours d'un cas antérieur et est la maladie la plus contagieuse, la mesure qui nous paraît la plus rationnelle, c'est de faire l'isolement des contaminés et l'éloignement des personnes indemnes.

Les mesures d'isolement prises à l'hôpital des enfants assistés paraissent donner de très bons résultats.

Nous n'avons pas l'intention de faire ici une étude complète sur la question de la prophylaxie applicable à la rougeole. Nous avons seulement le désir de venir exposer la mesure qui nous paraît la plus pratique à la campagne pour empêcher la propagation de la maladie.

Bard, de Lyon, qui est médecin des épidémies du département du Rhône, « prétend que la diffusibilité de la maladie est telle, que dans la généralité des cas la première explosion qui suit le cas initial est énorme et que dans les écoles à une seule cour elle porte d'emblée sur tous les individus susceptibles d'être atteints, de sorte que l'épidémie s'arrête bientôt ». Notre épidémie n'a certainement pas eu une marche si rapide ; nous voyons la maladie arriver au Pont du Clans au mois de mai, et nous avons eu occasion de constater le dernier cas à la fin septembre. Les propos que tient M. Bard semblent bien être en rapport avec ce qui se passe dans les écoles de la ville. On ne peut pas admettre, il nous semble, dans ce cas que seule la période d'invasion est contagieuse : car elle aurait eu alors trop de besogne.

« Les conséquences qui résultent, ajoute-t-il, au point de vue prophylactique, d'une extrême rapidité de la contagion sont loin d'être négligeables.

La fermeture d'une école pour cause de rougeole est généralement demandée et effectuée au moment de la première explosion qui suit le cas initial. Dans ces conditions, elle est parfaitement inutile, parce qu'elle arrive trop tard. Cette seconde série a fait son œuvre, après laquelle il ne reste plus rien à faire, et pour ma part dans mon service des épidémies je n'ai pas réclamé la fermeture dans ces conditions ». Dans les nôtres, nous nous croyons cependant autorisé à la conseiller si nous voulons tenir bon compte que la rougeole a mis plus de trois mois pour recruter 129 cas dans le village de Clans ; si nous prenons aussi en considération que cette maladie s'est introduite dans les 2/3 des foyers en prenant des facteurs à l'école. Et nous la conseillerons encore si nous suivons l'exemple qui nous a été donné par les familles qui n'ont pas été contaminées.

Dans une commune rurale, la fermeture d'une école devrait être demandée pour une période de 15 jours dès qu'un cas de rougeole se déclare dans un village, que le contagionné fréquente ou non l'école. Durant ce laps de temps on pourrait voir l'éruption apparaître chez ceux qui auraient été contaminés, et alors on ne permettrait pas à ceux-ci l'entrée de la classe. Si on admet seulement que la période d'invasion est seule à craindre, cette mesure aurait encore plus sa raison d'être.

Tout le monde sait que le choléra se transmet par le contact direct et par l'intermédiaire de l'eau contaminée, avec un pouvoir contagieux qui n'est plus à prouver. Le rôle de l'eau, comme moyen de transmission de cette dernière maladie, semble plus important que la contagion par le contact direct.

Dans le second cas, le public ignore cette importance, ne se met pas en garde pour l'eau, tandis qu'il redoute l'approche d'un cholérique.

Si nous tenons compte aussi de la gravité de la maladie chez les jeunes enfants, nous conseillerons l'isolement de ces derniers ou l'éloignement de ses frères, qui, exposés à de nombreux contacts, pourraient transporter le germe dans la maison. Nous conseillons donc qu'en temps d'épidémie on prolonge l'inadmission, dans les écoles, des élèves qui ont des frères très jeunes, au-dessous de 3 ans.

Si, par cette mesure, on parvenait à faire comprendre au public qu'il faut redouter la contagion de la rougeole comme il craint déjà le contact direct d'une personne atteinte du choléra, nous croyons que la leçon serait fructueuse, et si M. Bard n'a n'a pas eu à regretter de ne pas ordonner la fermeture des écoles pour les cas d'épidémies qu'il a eu occasion de constater, nous croyons, nous, ne pas regretter à notre tour la mesure que nous conseillons pour une population rurale et nous terminons ce chapitre en rappelant ces paroles de M. Fauvel :

> « La gravité d'un incendie n'est pas en rapport avec l'étincelle qui lui a donné naissance, mais avec l'élément qu'on lui fournit. »

INDEX BIBLIOGRAPHIQUE

AVARIGNET. — De la tuberculose chez les enfants. Th. Paris, 1892

BARD. — Archives de Physiologie, 1887.

BARD. — De la contagion de la broncho-pneumonie. Lyon médical, 13 janvier 1889.

BARD. — Contribution à l'étude de l'épidémiologie de la rougeole. Rev. d'Hyg., 1891.

BÉCLÈRE. — De la contagion de la rougeole. Th. Paris, 1882.

CADET DE CASSICOURT. — Traité clinique des maladies de l'enfance, édit. 1882, Tom. II.

CHARRILLAT. — Rougeole à Montpellier. Th. Montpellier, 1894.

CHARMOY. — Gangrènes disséminées de la peau. Th. Paris, 1890.

CROSKERY. — The Lancet, 1882.

DAROLLES (de Provins). — Rev. gén. de Clin. et de Thérap., 1889.

DECHAUT. — De la rougeole irrégulière et compliquée. Th. Paris, 1842.

DUMAS (de Cette). — Montpellier médical, 1872.

EVANNO. — Recherches sur l'isolement dans la rougeole. Th. Paris, 1892.

GANNELLON. — La rougeole à l'hospice des enfants assistés. Th. Paris, 1892.

GIRARD (de Marseille). — A quel moment, dans une fièvre éruptive, la maladie est-elle contagieuse? Bulletin Soc. méd. des Hôp., 1865.

GONTIER. — Nature et prophylaxie de la brancho- pneumonie des rubéoliques. Th. de Lyon, 1888.

GRANCHER. — Contag. de la broncho-pneumonie. Journal de méd. et chir. prat. 1885.

GRANCHER ET SEVESTRE. — Discussion sur l'antisepsie médicale et l'isolement.

Grancher. — Rapport sur l'isolement des affections contagieuses, dans les hôpitaux d'enfants, au comité consultatif d'Hyg. de France, 1890 et 1891.

Guersant et Blache. — Extraits de Path. infantile, 1883.

Lancereaux. — Bull. Soc. méd. des hôpitaux, 1873.

Lions. — Contribution à l'étude épidémiologique de la rougeole, Th. Lyon, 1893.

Leprevost. — De l'antipyrine dans la rougeole. Th. Paris, 1896.

Macry. — De la colite dysenteriforme. Th. Paris, 1888.

Morel. — Broncho-pneumonie rubéol., Soc. anatom., 1890.

Mosny. — Broncho-pneumonie de l'enfance. Th. Paris, 1891.

Ollivier. — Diffusion de la rougeole à Paris. Etudes d'Hyg. publ., 1888.

Oyon. — Causes de gravité de la rougeole à l'hospice des enfants assistés. Th. Paris, 1873.

Panum. — Du mode de transmission de la rougeole. Arch. gén. de méd., 1851.

Richard (du Val-de-Grâce). — De l'isolement individuel dans la rougeole. Soc. méd. des hôpitaux, 1890.

Sevestre. — Durée de l'incub. et contag. de la rougeole. Rev. des Mal. de l'enfance, 1886.

Sevestre et Grancher. — Discussion sur les mesures à prendre pour combattre la transm. des mal. cont. dans les hôpitaux d'enfants. Soc. méd. des hôpitaux, 1889.

Sevestre. — Etudes de clinique infantile, 1890.

Varengot. — Des complications sur les séreuses dans la rougeole. Th. Paris, 1894.

www.ingramcontent.com/pod-product-compliance
Lightning Source LLC
LaVergne TN
LVHW011955160826
845678LV00002B/547

* 9 7 8 2 3 2 9 6 8 7 5 1 3 *